# TON GUIDE

## POUR

# DEVENIR

### MON

## Ame soeur

——————— ♥ ———————

# ♥ Mon amour,

Ce livre est conçu pour t'ouvrir les portes d'une compréhension profonde et authentique de mon être.

Ce livre n'est pas un simple manuel ; c'est une invitation à explorer les profondeurs de notre relation, à dévoiler les couches de ma personnalité et à bâtir un pont solide et durable entre nos deux coeurs.

Parce que je te fais confiance, tu y trouveras à la fois des informations intimes sur ma personne, soigneusement remplies par mes soins, mais également quelques conseils et astuces supplémentaires fournis par ce livre pour augmenter encore plus nos chances de ne faire plus qu'un ensemble et cela, le plus longtemps possible.

Avec tout mon amour, ♥

——————— ♥ ———————

# SOMMAIRE

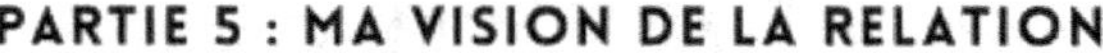

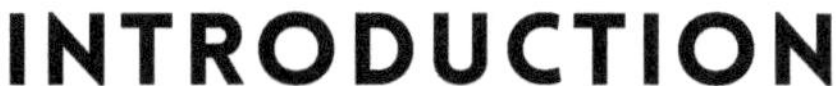

# INTRODUCTION

### Pourquoi ce guide?

Dans le tourbillon de la vie quotidienne, nous oublions souvent de nous arrêter et de vraiment voir l'autre. Les non-dits, les suppositions et les malentendus peuvent créer des distances inutiles.

Ce guide est né de la conviction que chaque couple mérite de trouver son chemin vers **une compréhension mutuelle** et **une intimité renforcée.**

Ce livre est conçu pour que tu deviennes **un expert de ton partenaire**, que tu y découvres les subtilités qui le rendent unique et de célébrer les différences qui enrichissent votre union.

Tu y trouveras également en suppléments des conseils pour maximiser vos chances de faire de votre relation une relation de **grande qualité** et **durable.** Cela peut parfois demander du travail et une dose de courage mais si vous agissez ensemble vous pouvez surmonter les défis et construire un avenir rempli de bonheur et de complicité.

### L'importance de la connaissance de soi et de l'autre

Se connaître soi-même et connaître son partenaire est **la base** d'une relation épanouie et durable.
Comprendre ses propres besoins, désirs, peurs et rêves, permet de communiquer plus clairement et de naviguer dans la relation avec plus de confiance.

De même, connaître intimement son partenaire crée un espace **de sécurité, de respect** et **d'amour inconditionnel.**
Ce guide est un pas vers cette connaissance profonde, un pas vers un amour plus conscient et plus fort.

*"UNE RELATION SAINE EST UN DIALOGUE CONTINU, PAS UN MONOLOGUE."*
*- ANONYME -*

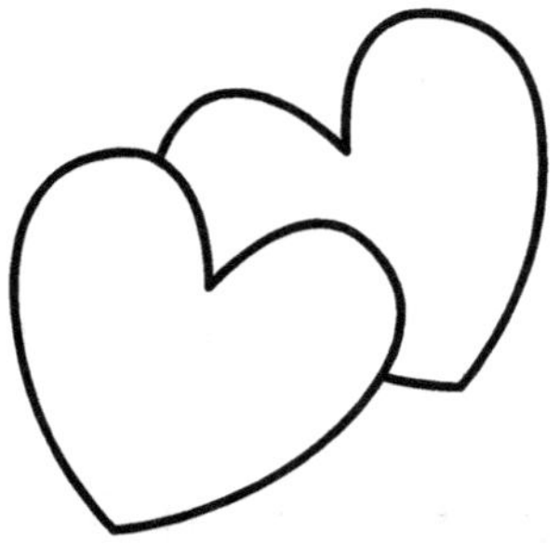

# PARTIE 1

# CONSTRUIRE UNE RELATION DE QUALITÉ

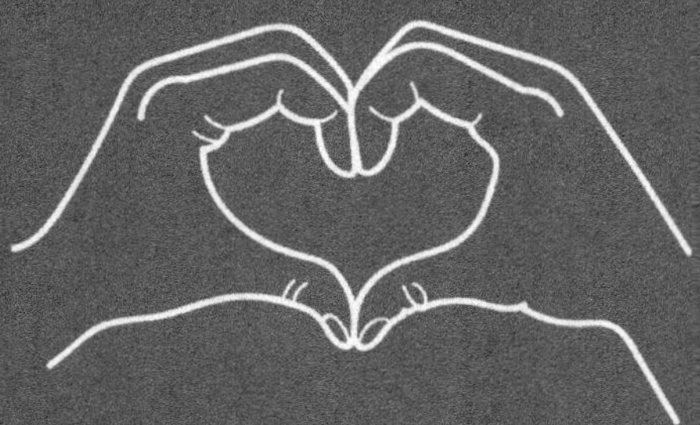

# CHAPITRE 1

# UNE RELATION SAINE

Qu'est-ce qu'une relation saine ?
Une relation saine se caractérise par **le respect**, **la confiance**, **la communication** et **le soutien mutuel**.

## 1 - La communication

La communication est, en général, un échange verbal entre une personne et une autre personne dont elle sollicite une réponse.
Dans un couple, on doit pouvoir se sentir libre de s'exprimer librement. Pouvoir dire ce que l'on aime, ce dont on a envie, poser ses limites, et qu'elles soient respectées par son partenaire.

Les membres d'un couple peuvent définir ensemble ce qui est sain pour eux. Si quelque chose nous dérange, nous devons pouvoir le dire et être entendus.

Quand un seul des membres du couple peut donner son avis, décider des activités, des ami(e)s à voir, de comment l'autre doit se comporter, parler ou s'habiller, alors la relation n'est plus saine.

La capacité à bien communiquer peut créer des miracles. Pour cela, il faut veiller déjà à créer **un bon cycle de communication**.

Qu'est-ce qu'un bon cycle de communication entre deux personnes ? C'est l'action d'envoyer une information partant d'une personne, l'émetteur, à une autre, le récepteur. Cela pour but de permettre au récepteur de dupliquer le message (de bien l'entendre et d'être en mesure de le répéter) et de comprendre ce que l'émetteur a voulu dire. Cela se conclut par **un accusé de réception**.

# Cycle de communication

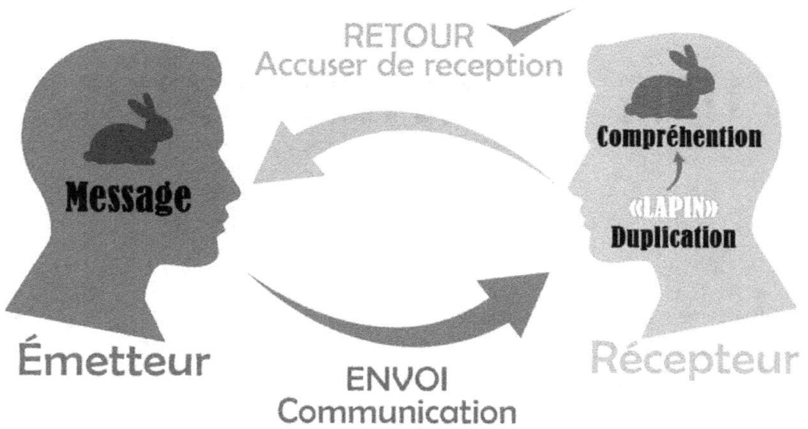


De nos jours, on oublie souvent un aspect important des conversations : **l'accusé de réception**.
Cela relève des bonnes manières. Par exemple, dire « *merci* » quand on reçoit quelque chose est une forme d'accusé de réception. Un accusé de réception est simplement la conclusion d'une action, comme dire « *Ok* », « *bien* », « *d'accord* ». Il signifie « *j'ai entendu et compris ce que tu as dit, la conversation est terminée* ». Cela ne signifie pas nécessairement un accord, mais que le message a été entendu et compris. L'accusé de réception **valide** l'autre personne et son message, qu'il soit juste ou non.

Sans un accusé de réception pour clore un cycle de communication, l'autre personne peut se sentir non entendue, non comprise et non validée. Cela peut entraîner une perte d'énergie, car l'énergie envoyée n'a pas été retournée, affectant ainsi son bien-être.

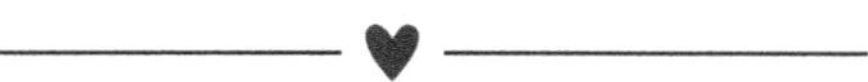

Pour éviter les problèmes avec votre partenaire, ne négligez pas les accusés de réception. Leurs absences peuvent être source de disputes, de frustrations, d'incompréhensions et de colère, car la personne se sent invalidée.

Le message inconscient envoyé est : « Tu n'es pas assez intéressant(e) ou important(e) pour moi pour que je prenne le temps de répondre ». Ce n'est pas très flatteur, surtout sachant qu'une femme a besoin de se sentir importante aux yeux de son partenaire pour se sentir aimée.

Toutefois, l'erreur est humaine. Il n'est pas possible d'être attentif à 100 % tout le temps, mais on peut néanmoins faire de son mieux pour le bien-être de l'autre.

## 2 - Le respect

Le respect est essentiel pour bâtir une relation solide et doit être réciproque. Il signifie de **reconnaître la valeur** unique de l'autre, avec ses pensées, sentiments, besoins et limites propres. Respecter, c'est aussi apprécier les différences, qui sont souvent à l'origine de notre attirance mutuelle. Lorsqu'elles sont comprises, ces différences ne nous divisent pas, mais nous complètent.

Le respect commence par soi. Se respecter, c'est vivre selon ses propres valeurs et besoins et définir ses limites clairement. Cela aide à définir ce qui est acceptable dans une relation et facilite la communication de ses attentes au partenaire.

Cependant, il arrive que certains désirent être respectés sans pour autant respecter les autres en retour.
Le respect pour l'autre se manifeste dans la façon dont nous le traitons, ce qui révèle à la fois le respect que nous avons pour nous-mêmes et pour lui.
Le respect implique également la bienveillance, qui consiste à veiller au bien-être de l'autre. Si vous tenez à votre partenaire, vous devriez agir de manière à ne pas le/la blesser.

Dans une relation saine, chaque partenaire reconnaît sa propre valeur et dignité. Le respect se manifeste par une écoute attentive,

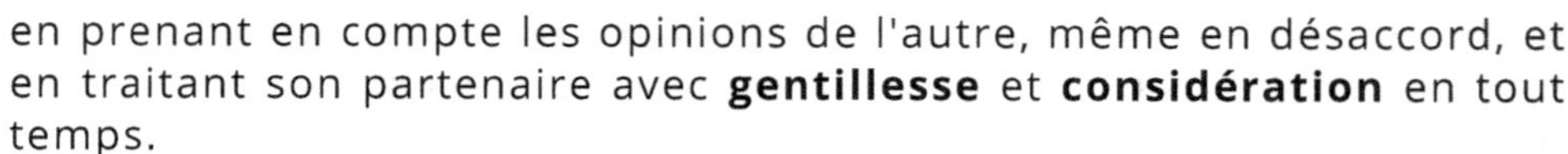

en prenant en compte les opinions de l'autre, même en désaccord, et en traitant son partenaire avec **gentillesse** et **considération** en tout temps.

Ainsi, le respect mutuel crée un environnement sécurisant et aimant où chaque partenaire se sent valorisé et entendu.

## 3 - Le Soutien mutuel

Le soutien mutuel en couple se manifeste lorsque les partenaires s'apportent **une aide réciproque**, tant émotionnelle que pratique, face aux défis de la vie. Cela implique d'être à l'écoute, de comprendre les besoins de l'autre et de se montrer présent et compatissant dans les moments difficiles, ainsi que de célébrer ensemble les périodes de joie et de réussite, renforçant ainsi le lien et la solidarité au sein du couple.

Assurez-vous, lorsque votre partenaire vous parle, de comprendre s'il souhaite être conseillé, avoir votre opinion, ou s'il désire simplement être écouté et compris. Souvent, les gens ont tendance à offrir immédiatement des solutions quand leur partenaire se confie, alors que ce dernier cherche parfois juste un soutien émotionnel, une écoute, sans forcément attendre de réponse concrète. Dans ces moments, demandez-lui simplement ce qu'il attend de vous lorsqu'il se confie.

## 4 - Confiance

La confiance dans un couple signifie avoir la certitude de pouvoir compter sur l'autre, se sentir en sécurité émotionnelle à ses côtés, et exprimer librement ses pensées et émotions.

Elle repose sur des actions cohérentes, l'honnêteté et la transparence au fil du temps. Avoir confiance, c'est être sûr que son partenaire tiendra ses engagements, sera présent dans les moments difficiles et respectera les confidences partagées.

Par exemple, partager avec son partenaire ses peurs les plus intimes, en sachant qu'il ne les utilisera pas contre vous lors d'un désaccord, est un signe de grande confiance. De même, ne pas éprouver de jalousie excessive lorsque son partenaire passe du temps avec des amis ou des collègues de sexe opposé montre une solide confiance mutuelle.

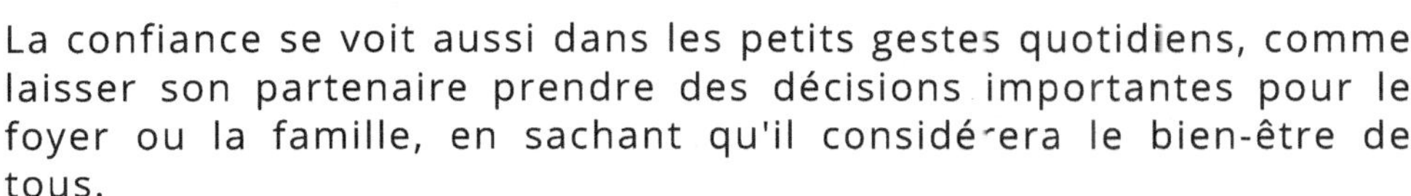

La confiance se voit aussi dans les petits gestes quotidiens, comme laisser son partenaire prendre des décisions importantes pour le foyer ou la famille, en sachant qu'il considérera le bien-être de tous.

Il est donc crucial de faire confiance aux paroles de l'autre, de ne pas exiger constamment des justifications et de ne pas ressentir le besoin de surveiller chaque action de l'autre. La confiance est le fondement d'une relation saine, permettant aux partenaires de se sentir en sécurité et appréciés, et créant un cadre favorable à l'amour et à l'épanouissement mutuel.

"DANS UNE RELATION SAINE, L'AMOUR EST UNE COUVERTURE QUI RÉCHAUFFE, ET NON UNE CHAÎNE QUI ENCHAÎNE."
- ANONYME -

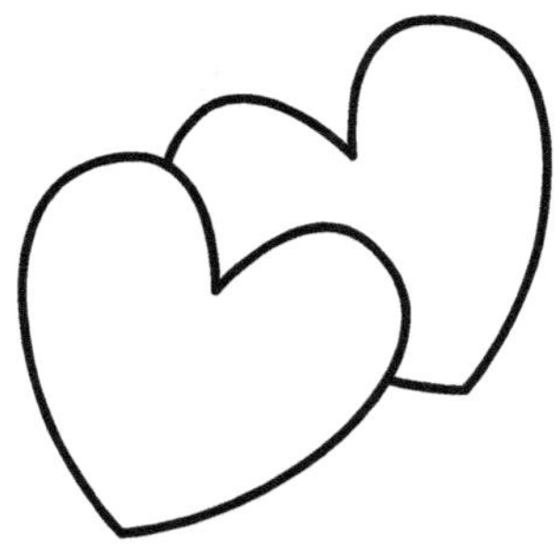

———————— ♥ ————————

# CHAPITRE 2

# UNE RELATION DURABLE

Pour construire une relation durable, plusieurs ingrédients clés sont nécessaires. Ces éléments contribuent à la santé, à la force et à la longévité de la relation.

## 1 - Objectifs et valeurs partagés

Partager les mêmes objectifs et valeurs crée un terrain d'entente solide pour votre relation, car cela augmente les chances de comprendre et de soutenir les choix et les actions de l'autre.

Prenez le temps de vérifier que vos objectifs personnels et vos projets de vie sont communs ou concordants. Si l'un souhaite à terme vivre en Thaïlande et l'autre à Paris, une évolution dans la relation pourrait être compliquée. Une fois vérifiés, définissez ensemble des objectifs semblables.

Les valeurs sont le filtre à travers lequel nous menons notre vie Généralement, nous sommes attirés par les personnes qui partagent nos valeurs. Celles-ci peuvent être héritées ou choisies et évoluer au

———————— ♥ ————————

au fil de nos expériences et rencontres. Avoir des valeurs communes avec son partenaire est important pour l'évolution de la relation.
Cependant, il est possible d'avoir des valeurs différentes ; il faut alors trouver un moyen de les faire coexister. Si l'un valorise l'indépendance et l'autre la fusion dans le couple, il est nécessaire de réfléchir à un équilibre satisfaisant pour les deux.

Si vos objectifs de vie et vos valeurs sont partagés, cela renforce non seulement votre lien, mais nourrit également une croissance commune, permettant à votre relation de s'épanouir dans le temps... (voir chapitre 14)

## 2 - Autonomie et Espace personnel

Bien que la proximité soit importante dans une relation, il est tout aussi crucial de respecter l'indépendance et l'espace personnel de chacun.

Il est donc essentiel que chaque partenaire dispose de son propre espace et maintienne un équilibre entre les moments partagés en couple et ceux consacrés à soi-même. Prendre du temps pour soi est bénéfique pour se ressourcer, se recentrer sur ses propres besoins et désirs, et maintenir des relations saines avec son entourage, y compris la famille, les amis et les collègues.
Pour atteindre cet équilibre, la communication avec son partenaire est primordiale. Il est important d'établir ensemble des règles claires concernant les espaces personnels de chacun, afin de préserver l'intimité individuelle sans empiéter sur l'espace de l'autre.

Conserver son autonomie est également crucial. De nombreux couples ont tendance à tout faire ensemble et cherchent constamment l'approbation de l'autre pour entreprendre des activités. Cependant, cette approche peut involontairement limiter votre autonomie. Il est important de se rappeler que vous devez exister à la fois en tant **qu'individu** au sein du couple et **en dehors**. Il est tout à fait normal d'avoir des activités séparées, ce qui ne signifie pas pour autant un manque d'amour.

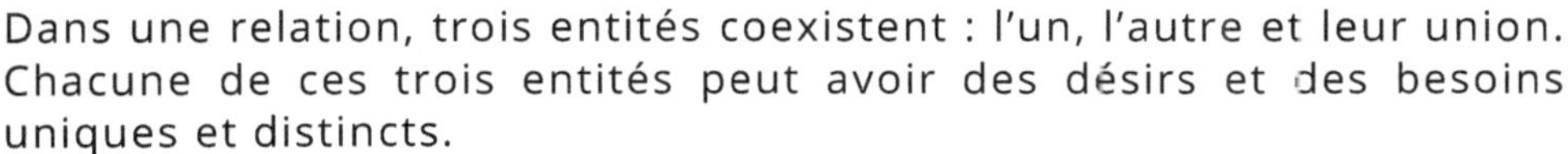

Dans une relation, trois entités coexistent : l'un, l'autre et leur union. Chacune de ces trois entités peut avoir des désirs et des besoins uniques et distincts.
En créant un respect mutuel pour la liberté personnelle, vous trouvez l'équilibre parfait entre indépendance et intimité. Cela permet à chaque partenaire de s'épanouir individuellement, enrichissant ainsi la relation.

## 3 - La complicité

Vous avez l'impression de tout connaître de l'autre et de pouvoir presque tout lui dire ? C'est un très bon signe, preuve d'une belle complicité. Cela signifie que vous le/la considérez comme votre meilleur(e) ami(e), votre confident(e) et que vous lui faites entièrement confiance, sans craindre d'être jugé(e).

La complicité se manifeste par **une harmonie d'actions**, **une compréhension mutuelle** et **un soutien réciproque**, capable de remonter le moral avec un simple mot ou geste. Elle implique aussi de partager des moments de joie et d'avoir un sens de l'humour commun.
Le rire est souvent considéré comme le "ciment" des relations durables. Une complicité profonde permet de se sentir libre de partager ses vulnérabilités et expériences intimes, renforçant ainsi la connexion émotionnelle. Les partenaires se sentent d'autant plus compris et valorisés.

Pour cultiver la complicité, prenez le temps de discuter et demandez à votre partenaire comment il/elle se sent. Faites les tâches ménagères ensemble, amusez-vous, partez à l'aventure à deux, prenez soin l'un de l'autre et aidez votre partenaire à réaliser ses rêves.

## 4 - Les compromis

Un compromis implique **des concessions mutuelles**, c'est-à-dire trouver un arrangement qui satisfasse les deux partenaires, afin qu'aucun ne se sente lésé. La capacité à s'entendre et à faire des compromis est essentielle, particulièrement pour résoudre les désaccords.

Cela démontre une volonté de collaborer pour le bien de la relation. Il est crucial que chaque personne puisse s'épanouir. Si vous sentez que les efforts ne vont que dans un sens, communiquez-le à votre partenaire pour trouver ensemble une solution qui rééquilibrera la situation. N'hésitez donc pas à faire le point régulièrement.

Il est important de distinguer compromis et sacrifices. Vous ne devriez pas, sous prétexte de la relation, demander à votre partenaire de renoncer à ses ambitions professionnelles ou à ses aspirations personnelles pour votre bien-être. Vivre en couple signifie certes faire des compromis pour que chacun trouve sa place et s'épanouisse, mais cela ne doit pas conduire à réprimer ses propres désirs ou projets pour satisfaire l'autre.

## 5 - Cultiver l'amour

Une des clés essentielles du succès en amour est notre capacité à savoir cultiver l'amour.

Cultiver l'amour est un engagement à enrichir constamment la relation par des gestes et des mots tendres, une communication transparente, des moments de qualité, des attentions particulières et un soutien réciproque.

Aimer est avant tout **un choix**, qui va au-delà des sentiments éprouvés. Il se traduit par **des actions concrètes**.
Apprenez à parler le langage de l'amour de votre partenaire pour entretenir au mieux cette flamme, (voir chapitre 10) et soyez créatif pour renforcer votre lien (chapitre 20).

"LA PREMIÈRE TÂCHE DE L'AMOUR EST D'ÉCOUTER."
- PAUL TILLICH -

# CHAPITRE 3

# QUELQUES DIFFÉRENCES ENTRE HOMMES ET FEMMES

Les hommes et les femmes n'abordent pas l'amour de la même manière et n'utilisent pas les mêmes moyens pour l'exprimer.
Ces divergences sont telles que, dans son ouvrage "<u>Les hommes viennent de Mars, les femmes de Vénus</u>", le psychothérapeute John Gray les décrit comme venant de deux planètes différentes.

Les hommes tombent amoureux de ce qu'ils voient, tandis que les femmes sont séduites par ce qu'elles entendent.

Pour les hommes, les valeurs d'action, de pouvoir et de compétence sont centrales dans les relations affectives.
Les femmes, quant à elles, valorisent davantage l'expression des émotions, l'harmonie dans les interactions et la créativité.

Bien sûr, ces tendances comportementales ne garantissent pas à elles seules le succès d'une relation amoureuse. Il est important de noter que chacun possède en soi un côté masculin et un côté

féminin, ce qui signifie que parfois les femmes peuvent adopter une approche plus "masculine" et vice versa.
Néanmoins, ces observations offrent des clés précieuses pour mieux se comprendre et cohabiter harmonieusement.

**EN VOICI QUELQUES-UNES**

## 1 - Comment ils se sentent aimés

On commet souvent l'erreur de donner à son partenaire ce que l'on aimerait recevoir soi-même.

Le masculin a besoin de **confiance** (dans sa compétence à accomplir les choses), d'**acceptation** et d'**appréciation** (on pourrait le comparer à un dauphin qui a besoin d'être constamment nourri par des mots d'appréciation).

Le féminin a besoin de **petites attentions** (on pourrait le comparer à un jardin qui nécessite un entretien constant), de **compréhension** (Elle fonctionne comme une vague et a besoin que ses émotions soient comprises, sans qu'on lui propose systématiquement des solutions) et de **prévenance**.

## 2 - Ce qui les rend heureux en couple

Ce qui rend un homme heureux en couple, c'est de voir **sa partenaire heureuse**. Il se sent alors fort et compétent.

Ce qui rend une femme heureuse en couple, c'est de **se savoir unique** aux yeux de son partenaire.

## 3 - Leurs besoins primaires

Un homme a besoin d'être **admiré**, et la femme a besoin qu'on lui donne toute son **attention**.

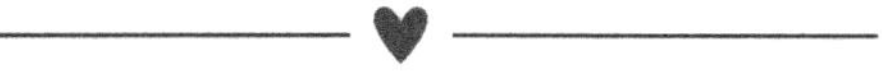

### Les 6 besoins primaires d'un homme

- Lui faire confiance en évitant de lui donner des conseils en permanence.
- L'accepter sans essayer de le changer.
- L'apprécier en étant reconnaissante pour ce qu'il fait.
- L'admirer sans lui dicter ce qu'il doit être.
- L'approuver en le considérant comme quelqu'un de bien.
- L'encourager à entreprendre des choses par lui-même.

### Les 6 besoins primaires d'une femme

- Lui donner de l'attention en l'écoutant et en s'intéressant à elle, en lui posant des questions.
- La comprendre en la soutenant plutôt qu'en lui proposant des solutions.
- La respecter en évitant de se contrarier pour ce qu'elle ressent.
- Faire preuve de dévouement en la faisant passer avant son travail.
- Reconnaître la légitimité de ses sentiments en comprenant sa souffrance plutôt qu'en la lui reprochant.
- La rassurer en répondant quand elle parle et en la réconfortant.

Ces besoins sont **complémentaires**, c'est-à-dire que lorsque l'un comble les besoins de l'autre, ce dernier répond en comblant son besoin complémentaire.

Par exemple, si l'homme écoute sa femme avec attention, celle-ci lui fera confiance en toute occasion. Si les besoins ne sont pas satisfaits, cela peut engendrer frustration et ressentiment, menaçant l'unité du couple.


## 4 - Pourquoi ils communiquent


Les hommes, lorsqu'ils parlent, cherchent souvent à **identifier des différences** et peuvent être en compétition, même dans les moindres détails. Ils cherchent avant tout à parler des faits.

Les femmes discutent avant tout pour se rapprocher et trouver des points communs. Elles cherchent à exprimer leurs ressentis, partager leurs émotions et surtout se sentir comprises.

## 5 - Comment ils peuvent se soutenir

Pour lui, il est important de **le laisser seul**, car les hommes n'aiment pas toujours parler de leurs problèmes. Ils ont besoin de s'isoler, comme dans une "grotte", pour résoudre leurs problèmes. La femme doit permettre à l'homme de gérer son problème seul ; il reviendra vers elle, tel un élastique, une fois le problème résolu.

Pour elle, il est important de répondre en **écoutant ses émotions**. Elle évacue ses émotions en parlant. L'homme doit donc prendre le temps de l'écouter et de la soutenir sincèrement, ce qui peut nécessiter de l'entraînement.

## 6 - Leurs différences au lit

**1 -** Une femme est semblable à **un four** : elle prend plus de temps à s'échauffer, nécessitant une période de préchauffage, et met du temps à refroidir, ce qui lui permet de continuer à faire l'amour après un orgasme.

Un homme est comme **un chalumeau** : il s'échauffe très vite et redescend tout aussi rapidement une fois l'acte terminé.

**2 -** Elle a besoin de se détendre et de résoudre les problèmes avant de faire l'amour.

Lui, en revanche, a besoin de faire l'amour pour se détendre et résoudre les problèmes.

**3 -** Elle a besoin de ressentir ses sentiments amoureux pour avoir envie de faire l'amour.

Lui a besoin de faire l'amour pour ressentir ses sentiments amoureux.

4 - Pour elle se qui la rend vraiment heureuse au lit, c'est de se sentir unique et suffisante pour son partenaire. Elle a besoin de sentir qu'il est entièrement là pour elle, que son corps lui suffit et qu'elle peut s'abandonner totalement à lui.

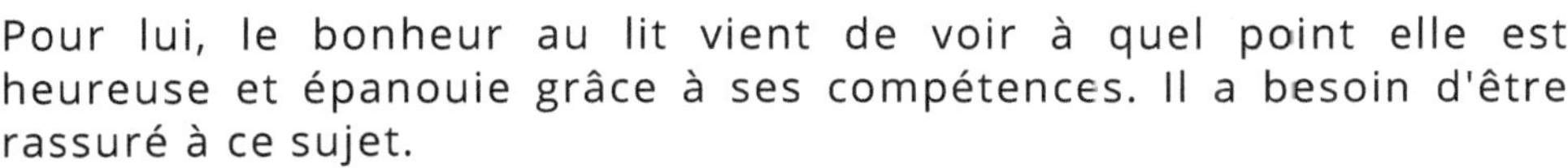

Pour lui, le bonheur au lit vient de voir à quel point elle est heureuse et épanouie grâce à ses compétences. Il a besoin d'être rassuré à ce sujet.

## 7 - L'expression de leurs polarités

Pour qu'un couple soit durable, la femme doit incarner une énergie circulaire, marquée par la joie et l'enthousiasme.

De son côté, l'homme doit incarner une énergie rectiligne, synonyme de sécurité et de certitude.

Ces paramètres permettent à l'homme et à la femme de se sentir dans leur polarité et bien dans leur relation.

Les polarités féminine et masculine sont ce qui nous attire l'un vers l'autre. Lorsqu'elles sont comprises, nos différences ne sont pas un obstacle, mais une opportunité. Elles sont même la raison de notre attraction mutuelle. Comprendre ces différences signifie qu'elles ne nous opposent pas, mais nous complètent.

Devenir "*bilingue*" en amour, c'est apprendre à donner à l'autre ce dont il ou elle a besoin pour se sentir aimé, plutôt que ce que nous aimerions recevoir.

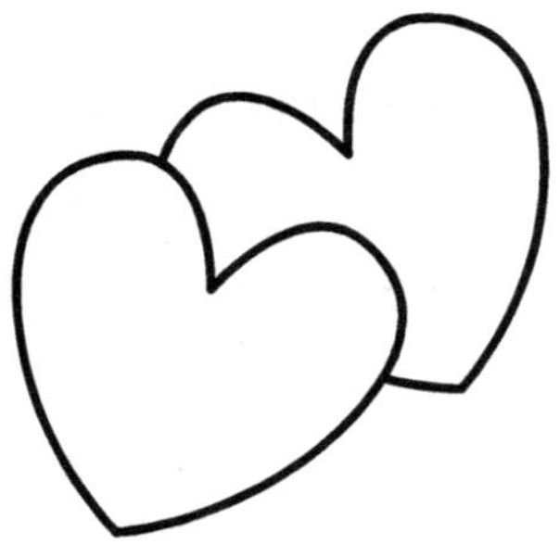

# PARTIE 2

# MON PROFIL PERSONNEL

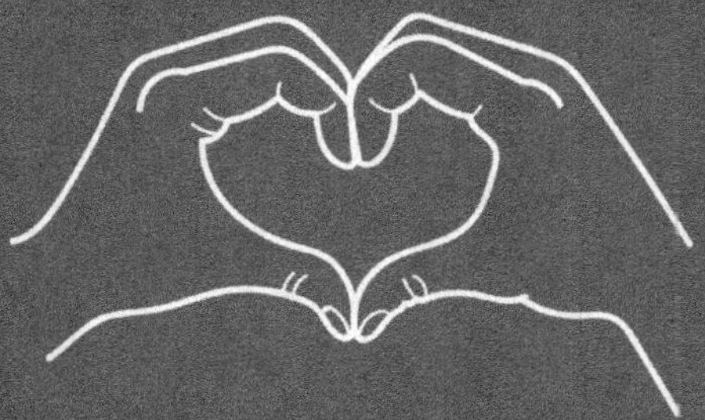

# CHAPITRE 4

# INFORMATION DE BASE

Nom :

Prénom(s) :

Surnom :

Sexe :

Nationalité :

Date de naissance :

Signe astrologique :

Lieu de naissance :

Lieux où j'ai grandi :

Lieu actuel :

Adresse email :

———————— ♥ ————————

Numéro de téléphone :

Moyen de communication préféré et pourquoi :


Taille :

Couleur des yeux :

Couleur des cheveux :

Particularité physique :

Piercings/Tatouages :

Taille de vêtement :

Taille de haut :

Taille de bas :

Taille de lingerie bas :

Taille de soutien-gorge :

Taille de l'annulaire :

Taille de chaussure :

Tour de tête :

♥ ♥

Parcours scolaire :


Diplôme :

Profession actuelle :

Autres professions que j'ai exercées :

Langue(s) parlée(s) et leur niveau :

Connaissances :

Compétences :

Passions :

Mes atouts physiques :

Mes parties physiques que j'aime le moins :

Style vestimentaire :

Magasins préférés :

Marques préférées :

Matières préférées :

Fréquence d'achat de shopping :

Mes parfums :

Type de vêtements que j'aime (confortables, décontractés, formels...) :

Les couleurs de vêtement que je préfère :

Le style de chaussure que je préfère :

Les vêtements que j'aime le plus porter dehors :

Les vêtements que j'aime le plus porter à l'intérieur :

La pièce que j'aime le plus porter :

Mes préférences en accessoires :

Tissus/ Matières que je préfère porter :

Santé générale/Troubles :

Groupe sanguin :

Phobies :

Allergie(s) :

Sens le plus développé dans l'ordre (l'ouïe, l'odorat, le goût, le toucher

 et la vue) :

Ma devise :

Mes citations préférées :

« L'AMOUR RÉVÈLE À CELUI QUI AIME LES CARACTÉRISTIQUES ESSENTIELLES DE
LA PERSONNE AIMÉE ET MÊME LES POSSIBILITÉS QU'ELLE N'A PAS ENCORE RÉALISÉES. »
- VIKTOR FRANKL-

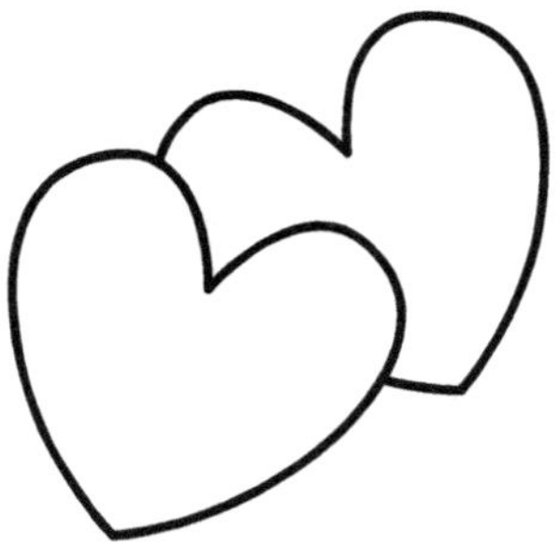

# CHAPITRE 5
# FAMILLE ET HISTOIRE

Nom et prénom de la mère :

Ma relation avec elle :


Nom et prénom du père :

Ma relation avec lui :


Nombre de frères et sœurs :

Leur noms et prénoms :

Mes relations avec chacun d'eux :

---

Personnes marquantes dans mon histoire familiale :

Anecdotes familiales intéressantes :

Mes meilleur(e)s ami(e)s :

La personne en qui j'ai le plus confiance :

Types et nombre d'animaux de compagnie que j'ai/j'ai eu :

Leurs prénoms :

Origines et Culture :

Religion :

Traditions familiales importantes :

---

Comment j'aimerais intégrer ces traditions dans notre vie commune :

Valeur ou leçon importante que ma famille m'a enseignée et que

j'aimerais transmettre :

Description de mon éducation :

Moments de vie où mes valeurs ont été mises à l'épreuve :

Si je devais changer quelque chose dans la manière dont j'ai été

éduqué :

———————— ♥ ————————

Un de mes plus beaux souvenirs dans ma jeunesse :

Un de mes moins bons souvenirs dans ma jeunesse :

Un des moments les plus embarrassants de ma vie :

Si je devais changer un moment dans ma vie :

Si je devais revivre un moment dans ma vie :

Quel sujet est pour moi trop sérieux pour en rire :

———————— ♥ ————————

---------------- ♥ ----------------

L'expérience de vie passée qui a le plus contribué à me façonner en

tant que personne :

Le plus grand accomplissement de ma vie actuelle :

Le plus grand accomplissement que j'aimerais réaliser dans ma vie :

La chose pour laquelle je suis le plus reconnaissant dans la vie :

Mes rêves d'enfance :

---------------- ♥ ----------------

Mon histoire en quelques lignes :

# CHAPITRE 6
# PRÉFÉRENCES ET GOÛTS



## 1 - Arts et divertissements

Mon art préféré :

Mes artistes préférés :

La personnalité que je rêverais de rencontrer :

Styles musicaux préférés :

Mes musiques préférées :

Mes livres préférés :


Mes styles de film préférés :

Mes films préférés :

Mes séries préférées :

Un héros qui m'inspire :

## 2 - Voyages et loisirs

Mes pays préférés :

Mes villes préférées :

Les pays que je rêve de visiter :

Les pays que j'ai déjà visités :

Les pays qui ne m'attirent pas du tout :

Préférence climatique : chaud ou froid ?

Mon moyen de transport préféré :

Mes loisirs préférés :

Saison préférée :

Style de sortie préféré avec mes ami(e)s :

Style de sortie préféré en amoureux :

## 3 - Gastronomie

Ma boisson du matin :

Mon petit déjeuner :

Ma boisson préférée :

Plats préférés :

Cuisines préférées :

Mon dessert préféré :

Mon régime alimentaire :

Les aliments que j'adore :

Les aliments que je n'aime pas :

Mes endroits préférés pour manger :

## 1 - <u>Couleurs et style</u>

Mes couleurs préférées :

Les couleurs que j'aime moins :

Mon style de décoration d'intérieur préféré :


Ma voiture de rêve :

Mon mariage idéal : lieu, ambiance, tenue, style de décoration :


## 2 - <u>Nature et animaux</u>

Mon animal préféré :

Mon animal domestique préféré :

Ma fleur préférée :

Mon arbre préféré :

Les odeurs que j'adore :


Les odeurs que je déteste :


VIE QUOTIDIENNE ET PHILOSOPHIE

## 1 - Préférences quotidiennes

Salé ou sucré :

Pimenté ou doux :

Or ou argent :

Bord de mer ou montagne :

Café ou thé :

Chaud ou froid :

Campagne ou ville :

Matin ou soir :

Vacances actives ou relaxantes :

Minimaliste ou collectionneur :

Lecture ou podcast :

Soirée chez soi ou Soirée dehors :

Jeux de société ou Film :

## 2 - Scénarios hypothétiques

Si je gagnais au loto 50 000 000 euros, ce que je ferais :

Si j'étais célèbre, je serais :

———————— ♥ ————————

Si je pouvais acquérir une compétence ou qualité au réveil, ce serait :




Si je pouvais avoir un pouvoir, ce serait :




Si je devais mourir dans un an, ce que je changerais dans mon

style de vie et pourquoi :




Si je devais partir sur une île avec une petite valise, voici ce que

j'emporterais et pourquoi :




"L'AMOUR, C'EST QUAND LA DIFFÉRENCE NE SÉPARE PLUS."
- JACQUES SALOMÉ -

———————— ♥ ————————

# PARTIE 3

# MA PERSONNALITÉ ET MES PASSIONS

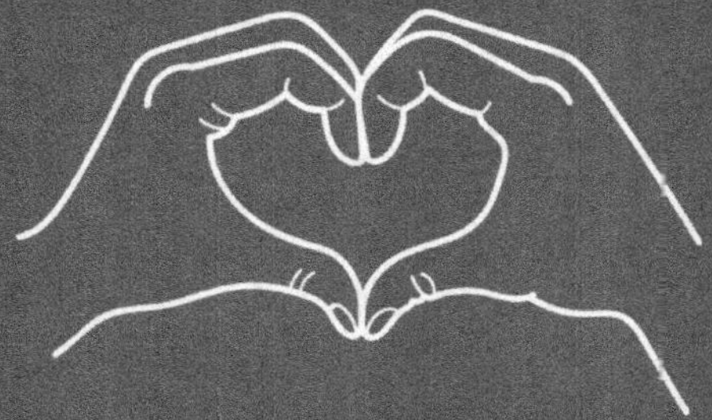

---

♥

---

# CHAPITRE 7

# TRAITS DE PERSONNALITÉ

La personnalité est l'ensemble **des caractères**, **envies** et **manières d'agir** qui rendent chaque individu unique.

Même si les experts ne sont pas tous d'accord sur le nombre exact de types de personnalité, il existe différentes théories pour classer ces caractères et mieux comprendre comment les gens fonctionnent.

L'une des approches les plus reconnues est le modèle des "**Big Five**", qui identifie cinq dimensions majeures de la personnalité :

- **Ouverture à l'expérience** : Les personnes curieuses et créatives aiment l'art et l'aventure. Les moins ouverts préfèrent ce qui est familier et traditionnel.

- **Conscienciosité** : Les consciencieux sont organisés et fiables, ponctuels, visant à atteindre leurs buts. Les moins consciencieux peuvent être impulsifs et désorganisés.

- **Extraversion** : Les extravertis sont sociables et énergiques, aimant être entourés de gens. Les introvertis préfèrent la tranquillité et moins de socialisation.

- **Agréabilité** : Les personnes agréables sont chaleureuses et coopératives, cherchant l'harmonie. Les moins agréables peuvent être critiques ou compétitifs envers les autres.

- **Neuroticisme** : Ce trait indique une tendance aux émotions négatives. Un score élevé peut signifier plus de stress, de colère, de tristesse, tandis qu'un score faible reflète une stabilité émotionnelle.

D'autres théories, comme le « **Myers-Briggs Type Indicator (MBTI) »**, proposent des combinaisons de traits pour définir 16 types de personnalité différents, basés sur des axes comme l'intuition/sensation ou la pensée/sentiment. Vous pouvez vous amuser à faire le test gratuit en ligne sur :

*www.16personalities.com*

« **L'ennéagramme** » est également une approche connue qui classe les profils de personnalité selon 9 types, utilisée dans divers domaines tels que le développement personnel, la psychologie et le coaching. Elle a été popularisée dans les années 70 par l'enseignant bolivien Oscar Ichazo et le psychiatre chilien Claudio Naranjo. Vous pouvez également faire un test gratuit sur ce site :

*enneagram-personality.com*

Il est important de noter que ces catégorisations **ne sont pas rigides.** La personnalité de chacun est fluide et peut évoluer avec le temps, les expériences et les contextes. De plus, chaque individu peut présenter des caractéristiques de plusieurs types de personnalité, ce qui enrichit encore la diversité et la complexité de la nature humaine.

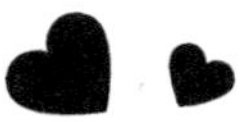

## Mes traits de personnalité qui me définissent le mieux :

*J'entoure ce qui me correspond le plus entre chaque proposition ci-dessous :*

Introverti / Extraverti

Réfléchi / Intuitif

Prudent / Audacieux

Rationnel / Émotif

Analytique / Satisfait

Réaliste / Rêveur

Organisé / Souple

Compréhensif / Logique

Inventif / Traditionnel

Adaptable / Stable

Direct / Arrangeant

Leader / Suiveur

Contrôlant / Flexible

Altruiste / Egoïste

Curieux / Incuriosité

Organisé / Désorganisé

Ambitieux / Satisfait

Autonome / Collaboratif

Sanguin / Calme

Original / Classique

Relaxé / Anxieux

Généreux / Prudent

Visionnaire / Concentré sur le présent

Perfectionniste / Adaptable

Comment réagis-je sous pression ou dans des situations stressantes :

Comment je gère les désaccords et les conflits :

———————— ♥ ————————

Dans quelles situations me sens-je le plus à l'aise :

Quelles situations ont tendance à me rendre mal à l'aise :

Qu'est-ce qui me motive le plus dans la vie :

Qu'est-ce qui m'inspire le plus et pourquoi :

Comment décrirais-je mon tempérament :

Comment préfère-je interagir avec les autres (petites réunions, grands groupes, tête-à-tête) :

Comment je me sens face au changement (Suis-je quelqu'un qui s'adapte facilement aux nouvelles situations, ou préfère-je la stabilité et la routine) :

Mes plus grandes peurs :

Nous portons tous en nous des marques invisibles façonnées pa
nos expériences : ce sont les blessures émotionnelles. Parmi elles
cinq se distinguent par leur impact profond sur notre être : le rejet
l'abandon, l'injustice, la trahison et l'humiliation.
La plupart d'entre nous portent au moins quatre de ces blessures i
des degrés divers. Ces blessures prennent racine durant notr
enfance, souvent à la suite d'expériences douloureuses répétée
avec nos parents ou d'autres figures d'autorité.

Pour ceux qui souhaitent approfondir leur compréhension de ce
blessures émotionnelles, le livre "<u>Les 5 blessures qui empêchen
d'être soi-même</u>" de Lise Bourbeau offre une exploration détaillé
de ce sujet

## Blessure de REJET → 👓 Masque du FUYANT

| Croyances | Peurs | Comportements |
|---|---|---|
| - Se croit nul, sans valeur<br>- Croit que le monde le rejette<br>- Croit qu'il est responsable du rejet<br>- Se sent coupable | **Panique**<br><br>**Emotions**<br><br>Peur<br>*( sans valeur )* | - Ne regarde pas dans les yeux<br>- Fuit la situation et la personne<br>- Ne donne pas son opinion<br>- Coupe facilement les liens<br>- S'isole<br>- Tente de passer inaperçu<br>- Prouve son importance en travaillant fort |

## Blessure d'ABANDON → 👓 Masque du DÉPENDANT

| Croyances | Peurs | Comportements |
|---|---|---|
| - Ne crois pas être capable seul<br>- Crois qu'il a besoin des autres pour exister | **Solitude**<br><br>**Emotions**<br><br>Tristesse<br>*(Insécurité/ Vide intérieur)* | - Fait la victime<br>- Recherche l'attention<br>- Se plaint pour obtenir se qu'il veut<br>- Dramatique, peut pleurer facilement<br>- Endure n'importe quoi des êtres chers<br>- S'ennuie facilement<br>- Demande généralement l'opinion des autres |

## Blessure d'HUMILIATION → 👓 Masque du MASOCHISTE

| Croyances | Peurs | Comportements |
|---|---|---|
| - Je ne suis pas digne<br>- Penser à soi est égoiste<br>- Croit qu'il doit être au service des autres<br>- N'a pas le droit d'avoir du plaisir | **Liberté**<br><br>**Emotions**<br><br>Honte<br>*(Dégoût, Vexation)* | - Se dévoue sans relâche<br>- Fais fi de ses propres besoins<br>- Prend la responsabilité des autres sur son dos<br>- A de la difficulté à fonctionner rapidement<br>- Est hypersensible<br>- A honte de son apparence physique |

## Blessure d'INJUSTICE → 👓 Masque du RIGIDE

| Croyances | Peurs | Comportements |
|---|---|---|
| - Je dois être parfait pour être aimé<br>- Vaut mieux réfléchir que d'être spontané<br>- Crois qu'on l'apprécie davantage pour ce qu'il fait que pour ce qu'il est | **Froideur**<br><br>**Emotions**<br><br>Colère Indifférence<br>*(Critique Jalousie)* | - Critique<br>- Se coupe de son senti<br>- Ne respect pas ses limites<br>- Semble froid et insensible<br>- Perfectionniste<br>- Cherche la justice à tout prix<br>- A de la difficulté à demander de l'aide<br>- Exigent envers lui même<br>- Se contrôle pour être parfait |

## Blessure de TRAHISON → 👓 Masque du CONTRÔLANT

| Croyances | Peurs | Comportements |
|---|---|---|
| - Je ne peux pas faire confiance aux autres.<br>- Crois qu'il doit être important et fort pour être aimé<br>- Ne peut se révéler à n'importe qui | **Lacher Prise**<br><br>**Emotions**<br><br>Colère<br>*(Méfiance/ Impatience)* | - Contrôle l'autre<br>- Ment<br>- Accuse l'autre<br>- A une personnalité forte et courageuse<br>- A beaucoup d'attente envers les autres<br>- Devient facilement agressif<br>- Se sent supérieur<br>- Est exigeant et impatient<br>- Impose son point de vue aux autres<br>- A un regarde intense/ Séducteur |

———————— ♥ ————————

Mes types de blessures émotionnelles (rejet, abandon, injustice, trahison, humiliation) qui me touchent le plus :

Sur une échelle de 1 à 10, l'évaluation de ma confiance en moi :

Sur une échelle de 1 à 10, l'évaluation de mon estime de moi :

Les aspects de ma personnalité que j'aimerais particulièrement améliorer ou changer :

Mes regrets :

*"NOUS SOMMES AIMÉS POUR NOS QUALITÉS, MAIS NOUS SOMMES AIMÉS ENCORE PLUS POUR NOS IMPERFECTIONS."*
*- FABRICE LUCHINI -*

———————— ♥ ————————

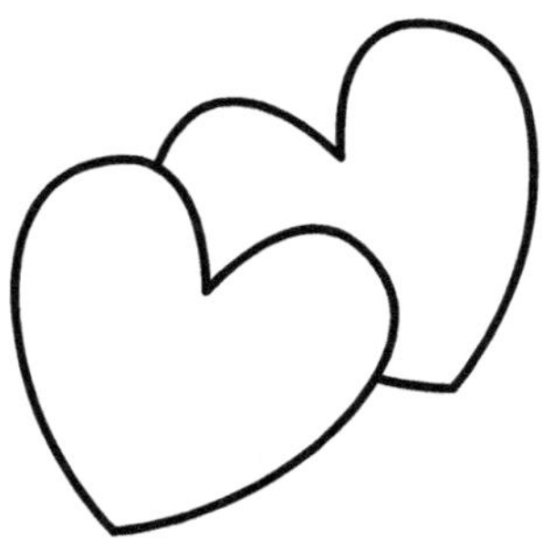

# CHAPITRE 8
# PASSIONS ET LOISIRS

Nos passions et loisirs sont bien plus que de simples passe-temps ; ils reflètent ce qui nous anime, nous inspire et nous donne de l'énergie.

**Une passion** est cette activité ou cet intérêt qui nous fait vibrer et nous fait oublier le temps.

**Les loisirs**, quant à eux, sont ces moments de détente et de plaisir que nous choisissons pour nous évader du quotidien, explorer de nouveaux horizons ou cultiver notre bien-être.

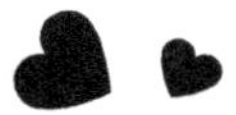

Mes passions :

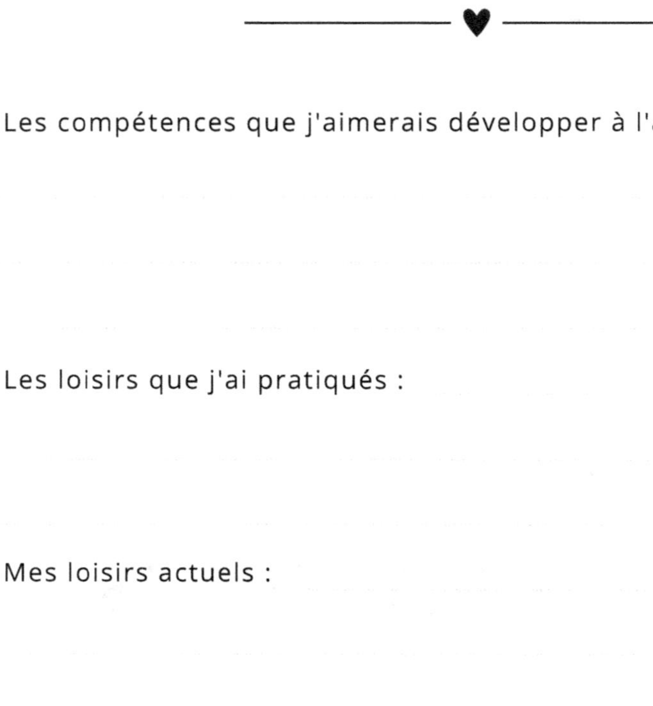

Les compétences que j'aimerais développer à l'avenir :

Les loisirs que j'ai pratiqués :

Mes loisirs actuels :

Loisirs que j'aimerais essayer à l'avenir :

Meilleur souvenir lié à une passion ou un loisir :

Comment j'aime passer mon temps libre :

---------------- ♥ ----------------

Mes habitudes quotidiennes :

Mes activités favorites à deux :

Les activités que j'aimerais partager avec toi :

Sports que j'ai pratiqués :

Sports actuels :

Sports que j'aimerais pratiquer :

---------------- ♥ ----------------

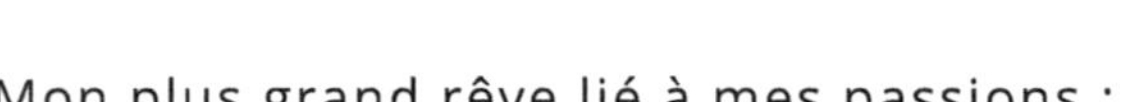

Mon plus grand rêve lié à mes passions :

Pourquoi je ne l'ai pas encore réalisé :

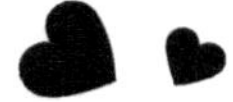

# MES RELATIONS ET VALEURS

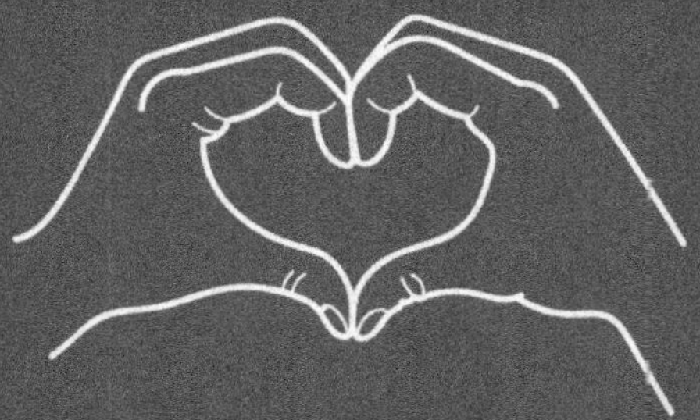

# CHAPITRE 9
# LANGAGES DE L'AMOUR

Il existe **5 langages de l'amour** selon l'auteur Gary Chapman : les paroles valorisantes, le toucher physique, les actes de service, les cadeaux et le temps de qualité.

Chaque personne a un langage d'amour auquel elle est particulièrement sensible. Lorsqu'on s'exprime dans ce langage, la personne **se sent aimée** pour ce qu'elle est, et son réservoir émotionnel se remplit. Pour répondre aux besoins psychiques de votre partenaire, il est crucial d'apprendre à **parler sa langue**.

En effet, le langage par lequel une personne **exprime son amour** n'est pas nécessairement le même que son partenaire. Ainsi, un partenaire peut penser faire des efforts et donner des preuves d'amour mais qui ne seront pas reconnues comme telles par l'autre.

Il est donc important de connaître le langage d'amour de son partenaire pour pouvoir **communiquer** efficacement, mais aussi de partager le vôtre afin qu'il ou elle puisse également s'exprimer dans votre langage. Cela permet à chacun de répondre aux **besoins psychiques** de l'autre.

# Les 5 langages de l'amour

**PAROLES VALORISANTES**
Compliments sincères, encouragements, mots doux

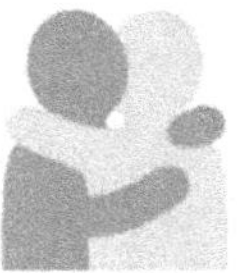
**CONTACT PHYSIQUE**
Bisous, câlins, relation intime

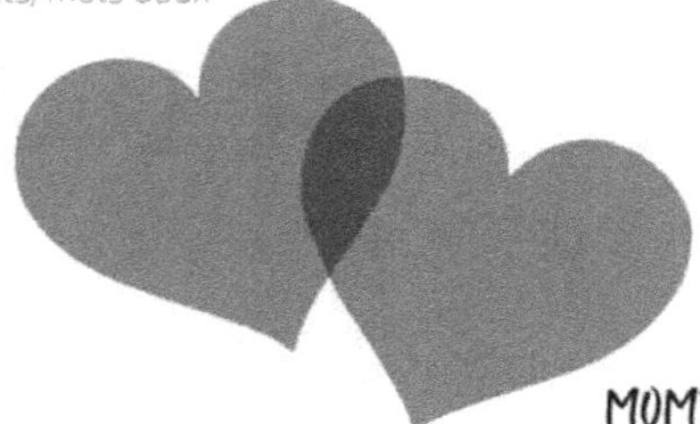

**CADEAUX**
Bouquet de fleurs, souvenirs

**MOMENTS DE QUALITÉ**
Restaurant ensemble, promenade

**SERVICES RENDUS**
Préparation du café, courses

Pour découvrir le langage d'amour qui vous est le plus naturel, répondez à ces 3 questions :

- Qu'est-ce qui vous blesse le plus dans les actions ou omissions de votre partenaire ?
- Qu'avez-vous le plus souvent demandé à votre conjoint(e) ?
- Comment exprimez-vous généralement votre amour ?
- 

À noter que deux autres langages ont été identifiés par le sociologue Stéphane Edouard : *« encourager l'autre à s'élever »* et *« se soucier de l'autre »*.

Vous pouvez consulter sa vidéo sur ce sujet intitulée « les 7 langages de l'amour » sur YouTube.

———————— ♥ ————————

Le ou les langages de l'amour que je ressens le plus naturellement
pour exprimer mon affection :

Les langages de l'amour que je préfère recevoir comme marque
d'affection :

Le type de mots ou phrases qui me font me sentir aimé(e) et
apprécié(e) :

Les mots ou expressions que j'aimerais entendre plus souvent :

Les actes/services/ attentions qui signifient le plus pour moi :

Le cadeau le plus significatif que j'ai reçu et pourquoi ? :

———————— ♥ ————————

Si je préfère les cadeaux surpris ou en discuter à l'avance :

Les surprises qui me font le plus plaisir :

Les petites attentions que j'aime offrir :

Les moments ou rituels dans notre relation que je chéris le plus :

Les formes de toucher physique qui me font me sentir le plus

connecté(e) et aimé(e) :

Les moments où j'ai particulièrement besoin de proximité physique

Comment je pense que nous pourrions mieux intégrer nos langages

de l'amour respectifs dans notre quotidien :

Des moments où j'ai senti que mon langage de l'amour n'était pas

compris ou valorisé :

Les attentions idéales que j'aime recevoir au quotidien :

« LE PREMIER LANGAGE DE L'AMOUR EST LE LANGAGE DU CŒUR »
- PROVERBE FRANÇAIS -

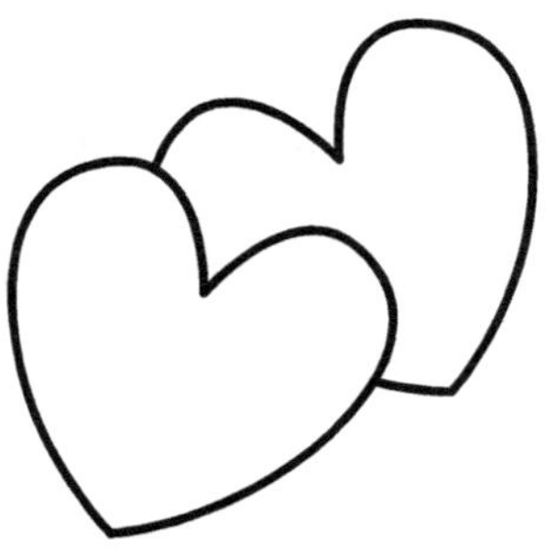

# CHAPITRE 10
# DANS L'INTIMITÉ

L'énergie vitale du désir, du plaisir et de l'union se manifeste différemment chez chacun de nous, ce qui signifie qu'il n'existe pas de formule unique pour une sexualité épanouie.
Pour mieux se comprendre soi-même et son partenaire, des experts ont identifié différents types de **personnalités sexuelles**.

Laura Pyson, sexo-érotologue, coach et créatrice **des érotypes**, en est un exemple. Elle a identifié un ensemble de personnalités sexuelles qu'elle a nommées « *les érotypes* », précisant que nous les possédons tous, mais que certains sont plus actifs que d'autres. Elle explique que généralement, nous avons un érotype dominant, un secondaire et parfois un troisième, qui peuvent se manifester dans une même expérience sexuelle. Elle note que notre érotype dominant peut changer au fil du temps.

Découvrez votre Erotype dominant actuellement gratuitement sur :
***www.erotypes.com***

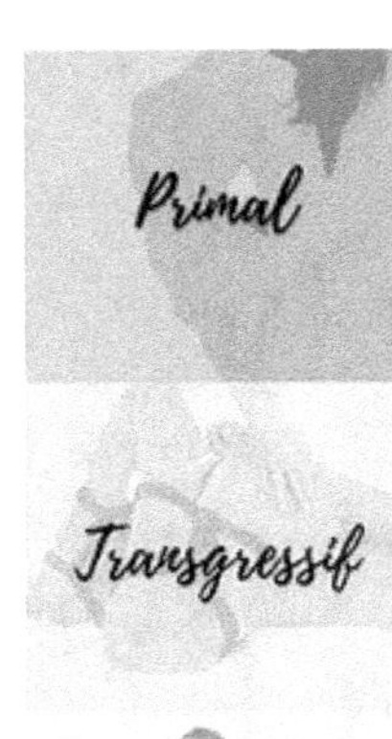



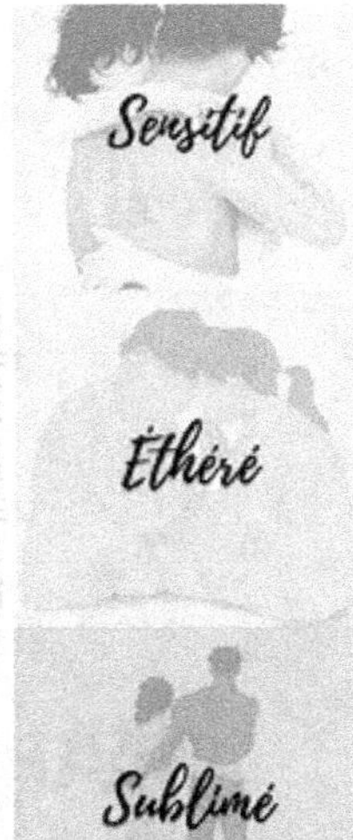



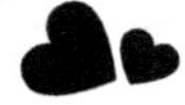

Mon profil érotype :

Mon comportement préféré au lit (dominant/soumis) :

Mes fantasmes :

Mes préliminaires favoris :

Mes positions favorites au lit :

Mes jeux préférés au lit :

Mes besoins au lit :

Ce que j'adore que tu fasses :

Ce que j'aimerai te faire que je n'ai pas encore fais :

———————— ♥ ————————

Les tenues que tu peux porter qui me font craquer :

Les mots que tu peux dire qui m'excitent :

Ce qui m'excite le plus :

Ce que j'aime le plus dans nos rapports intimes :

La fréquence idéale de rapports sexuels pour moi :

La période de la journée où j'ai le plus envie de toi :

Le parfum que tu portes qui me fait le plus chavirer :

———————— ♥ ————————

Les endroits où j'aimerais faire des bêtises avec toi :

Comment tu pourrais encore plus me combler :

Ce qui me fait me sentir le plus connecté(e) et proche de toi lors de

moments intimes :

Comment j'aime m'endormir à tes côtés :

Les pratiques que je n'aime pas au lit :

Ce que je ne souhaite absolument pas explorer :

---❤---

L'importance de la santé sexuelle et du bien-être dans notre intimité pour moi :

Les pratiques essentielles pour maintenir une intimité saine :

Scénario d'un moment intime idéal avec toi :



---❤---

———— ♥ ————

# CHAPITRE 11
# INSPIRATIONS

Opinions sur des sujets importants (Éducation, finances, santé) :

Opinion politique :

Les choses qui comptent le plus pour moi :

———— ♥ ————

Ce que j'aime dans ce monde :

Ce qui me révolte le plus dans ce monde :

Ce qui m'angoisse dans la vie :

Un comportement que je ne supporte pas et pourquoi :

Si j'avais le pouvoir de changer une chose dans ce monde, cela

serait :

Les actions que certaines personnes on mis en oeuvre qui m'inspire:

Ma définition du respect :

Comment j'aimerais le pratiquer au quotidien :

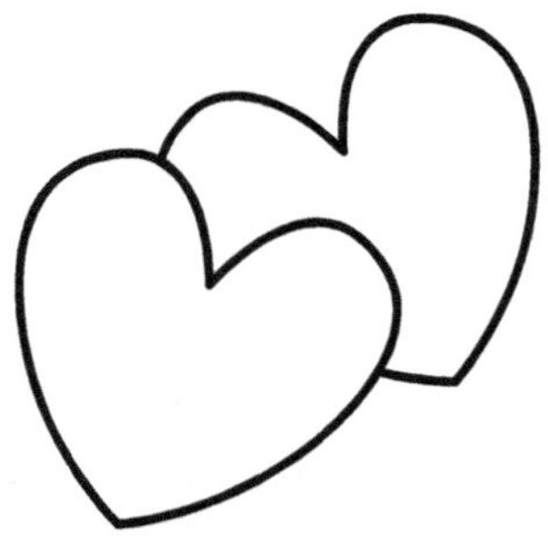

# PARTIE 5

# MA VISION DE LA RELATION

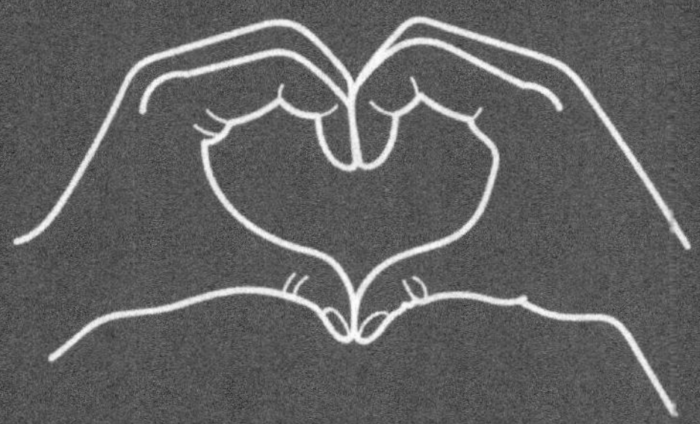

# CHAPITRE 12

# ATTENTES ET BESOINS RELATIONNELS

Dans toute relation, il est crucial de savoir exprimer ses besoins de manière claire et respectueuse pour maintenir une connexion **saine et épanouissante**.
La communication non violente (CNV), développée par Marshall Rosenberg, est un outil puissant pour y parvenir. Elle encourage une communication constructive, axée sur l'empathie, l'écoute active et l'expression sincère de **nos sentiments** et **besoins**.

**Voici les 4 étapes clés de la CNV pour exprimer ses besoins :**

**1 - Observation sans jugement :**
Décrivez la situation de manière objective, sans interprétation ou jugement. Utilisez des verbes liés à l'observation tels que « observer », « remarquer », « constater ». Préférez des expressions comme "parfois" ou "récemment" plutôt que "toujours" ou "jamais" pour éviter les généralisations.

*Exemple : Au lieu de dire "Tu ne fais jamais attention à moi", dites "J'ai remarqué que nous n'avons pas passé de temps ensemble ces derniers jours".*

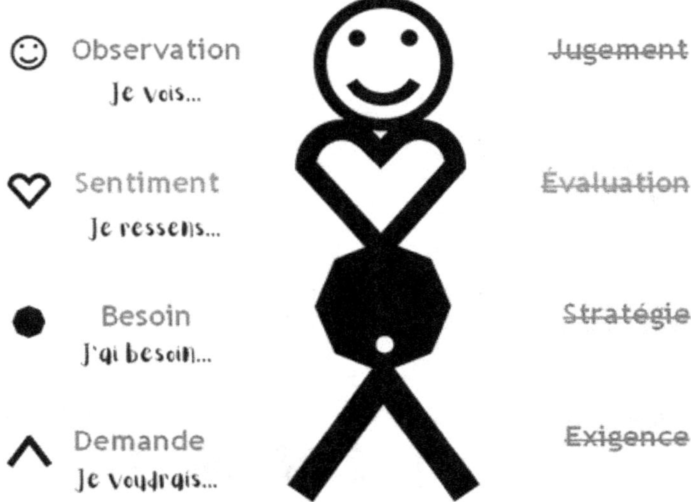


## 2 - Exprimer ses sentiments avec le « je » :

Partagez vos émotions liées à la situation en utilisant « je me sens » ou « je ressens ». Exprimez vos sentiments en commençant vos phrases par « Je » au lieu du « Tu » pour éviter d'accuser ou de blâmer l'autre.

*Exemple : Dites "Je me sens frustré(e) quand..." au lieu de "Tu me rends frustré(e) quand...".*

## 3 - Identifier ses besoins :

Clarifiez le besoin qui est à l'origine de votre sentiment en utilisant le mot « besoin ». Les besoins peuvent inclure la connexion, la sécurité, l'appréciation, l'affection, etc.

*Exemple : "J'ai besoin de me sentir connecté(e) et valorisé(e) dans notre relation".*

## 4 - Formuler une demande claire :

Exprimez vos demandes de manière positive et réalisable, sans les formuler comme des exigences. Indiquez ce que vous souhaitez plutôt que ce que vous ne voulez pas, en utilisant le conditionnel.

———————— ♥ ————————

*Exemple : "Pourrais-tu envisager de consacrer une soirée par semaine à une activité ensemble ?".*

Ainsi, une phrase idéale en CNV serait : "J'ai remarqué que… et je me sens… car j'ai besoin de… Je voudrais…".

## Astuces pour des échanges efficaces

### 1 - Pratiquez l'écoute active :

La CNV est un échange. Soyez prêt(e) à écouter es besoins de votre partenaire, à lui montrer que le comprenez, et à trouver un terrain d'entente. Faites preuve d'empathie.

### 2 - Rechercher des solutions gagnant-gagnant

Au lieu de chercher à "gagner" la discussion, trouvez des solutions qui profitent à tous les deux. Cela peut nécessiter un compromis ou une nouvelle approche créative du problème.

### 3 - Prendre des temps de pause

Si les émotions deviennent trop intenses, il peut être judicieux de prendre une courte pause ou même de laisser passer la journée pour se calmer avant de reprendre la discussion. Il est important de se rappeler que sous l'effet des émotions, notre capacité à communiquer clairement peut être altérée, et nos paroles peuvent ne pas refléter fidèlement nos intentions.

### 4 - S'excuser et pardonner :

Reconnaître ses erreurs et s'excuser sincèrement peut aider à résoudre les conflits. De même, être disposé à pardonner est crucial pour avancer.

Pardonner signifie choisir de ne plus ressentir de rancœur ou de colère envers quelqu'un, même s'il nous a fait du tort. Ce n'est pas approuver ce qui s'est passé ni oublier, mais plutôt se libérer pour pouvoir avancer. C'est un moyen de trouver la paix intérieure et de se sentir mieux, sans pour autant valider les actes passés.

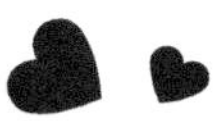

———————— ♥ ————————

Ce dont j'ai besoin pour me sentir bien dans une relation :

Les mots qui m'apaisent :

Les mots qui m'angoissent :

Les qualités importantes pour moi chez mon partenaire :

Le comportement idéal de mon partenaire lors d'une dispute :

Le comportement idéal de mon partenaire quand je suis démoralisé(e) :

Le comportement idéal de mon partenaire quand il sort sans moi :

Le comportement idéal de mon partenaire avec mes parents/en famille :

Le comportement idéal de mon partenaire à distance :

Mes attentes concernant le temps passé ensemble :

Ce que j'aime recevoir comme petite attention :

——————— ♥ ———————

Les petites attentions que j'aime offrir :

Ce que je peux t'apporter en tant que personne :

Ce que j'aimerais partager davantage avec toi :

Les stratégies de résolution de conflit que je trouve efficaces :

Les plus beaux compliments que tu puisses me faire :

———————————— ♥ ————————————

Ce sur quoi je reconnais devoir travailler :

Les sujets sur lesquels je suis prêt(e) à faire des compromis :

Les sujets sur lesquels j'ai du mal à faire des compromis :

Ce que je ne supporte pas dans une relation :

Ce qui est le plus important pour moi en amitié :

Ce qui est le plus important pour moi en couple :

« L'AMOUR, C'EST LA CAPACITÉ À VOIR LA PERSONNE TELLE QU'ELLE EST,
C'EST D'ÊTRE CONSCIENT DE SON UNICITÉ, C'EST DÉSIRER LA VOIR S'ÉPANOUIR
SELON SES PROPRES DÉSIRES ET NON SELON NOS PROJETS. »
- ISABELLE FILLIOZAT -

———————————— ♥ ————————————

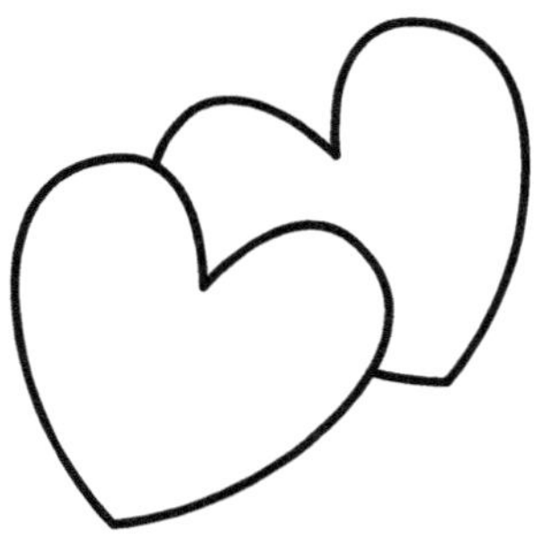

───────── ♥ ─────────

# CHAPITRE 13

# CONSTRUIRE L'AVENIR ENSEMBLE

Pour assurer un avenir épanoui ensemble, il est crucial que votre vision du futur et vos priorités soient **alignées**.
Discutez de votre plan de vie idéal pour les 5 à 10 prochaines années afin de vous assurer que vous partagez les mêmes objectifs.

**Dans les 5 à 10 prochaines années**

Où je me vois vivre idéalement (ville et pays) :


Ma carrière idéale :


───────── ♥ ─────────

89

———————— ♥ ————————

Mon appartement ou maison idéal :

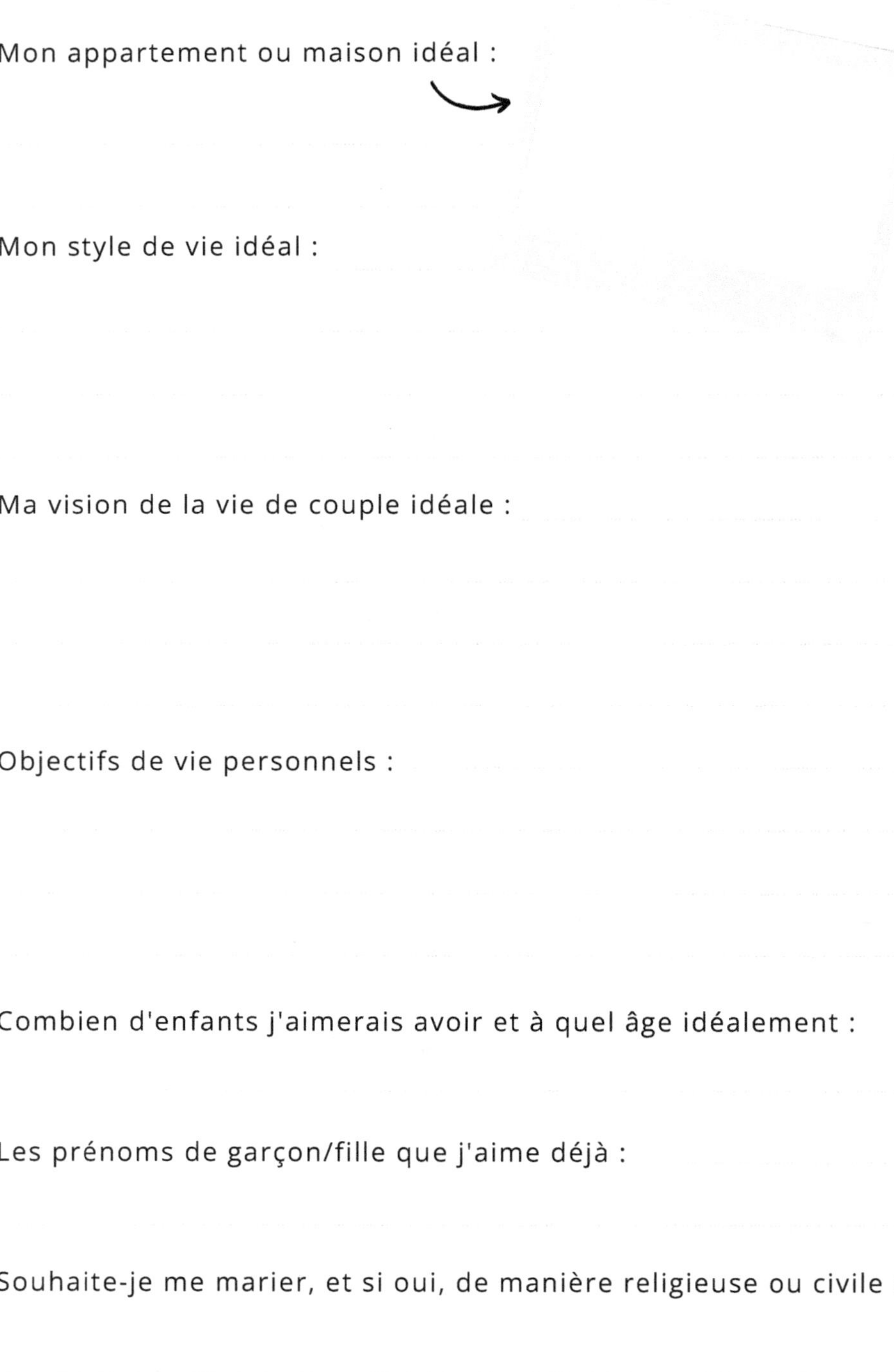

Mon style de vie idéal :

Ma vision de la vie de couple idéale :

Objectifs de vie personnels :

Combien d'enfants j'aimerais avoir et à quel âge idéalement :

Les prénoms de garçon/fille que j'aime déjà :

Souhaite-je me marier, et si oui, de manière religieuse ou civile :

———————— ♥ ————————

Le déroulement d'une soirée idéale avec toi :

Le déroulement d'une journée idéale avec toi :

Le déroulement d'un week-end idéal avec toi :

> " LE GRAND AMOUR NE SE TROUVE PAS, ILS SE CONSTRUIT,
> PUIS S'ENTRETIENT"
> - ANONYME -

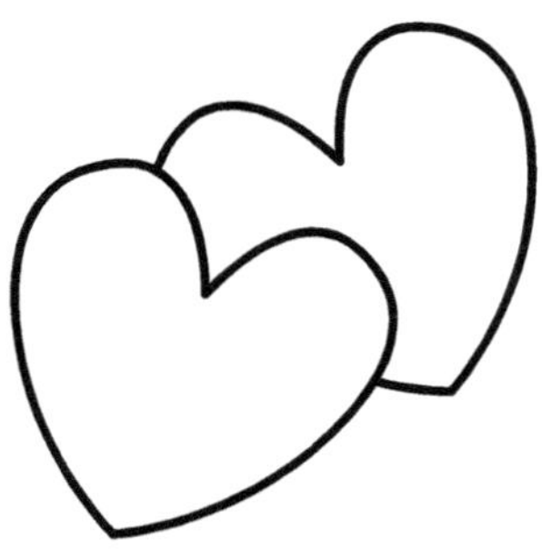

# PARTIE 6

# POURQUOI JE T'AIME

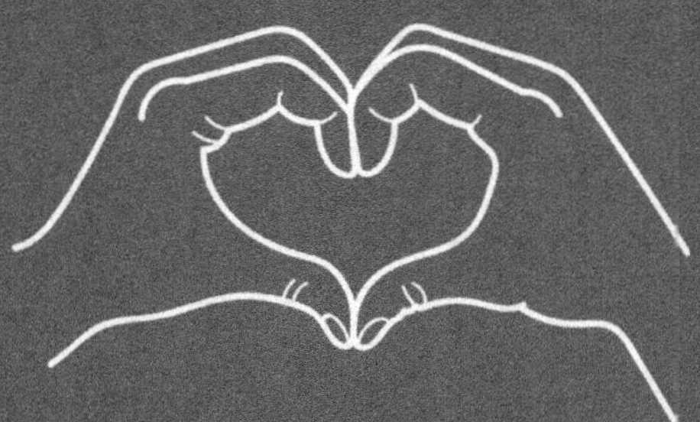

# CHAPITRE 14
# POURQUOI JE T'AIME

Ce que je me suis dit la première fois que je t'ai rencontré(e) :

Ce qui m'a plu en premier chez toi :

Les qualités de ta personnalité que j'admire le plus et pourquoi :

Ce qui peut parfois moins me plaire chez toi :

---------- ♥ ----------

Une force en toi que tu ne vois pas mais que je perçois clairement :

Un de tes accomplissements dont je suis le/la plus fier/fière :

Un moment avec toi qui m'a particulièrement touché(e) et pourquoi :

Un souvenir spécifique avec toi qui me fait sourire :

Comment tu m'as aidé(e) à grandir ou à m'améliorer en tant que personne :

---------- ♥ ----------

————————— ♥ —————————

Quelle est la chose la plus ordinaire que tu as faite mais qui

signifie beaucoup pour moi :

Les petites attentions que tu fais régulièrement que je chéris :

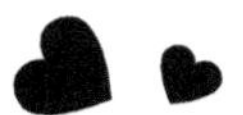



————————— ♥ —————————

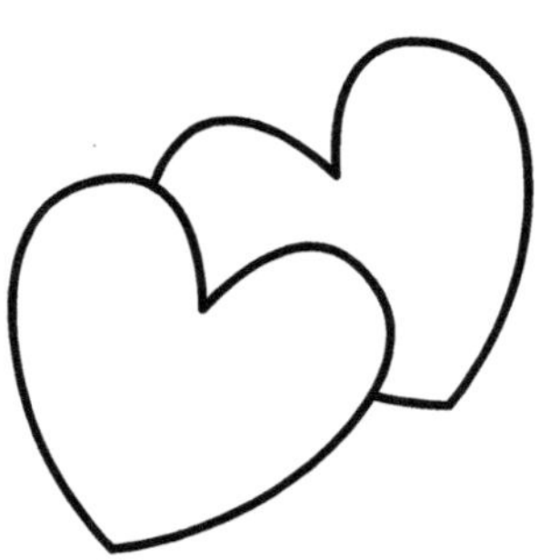

# CHAPITRE 15
# À PROPOS DE NOUS

Un des plus beaux souvenirs que j'ai avec toi jusqu'à présent :

Ce que j'aimerais faire avec toi :

Les choses que nous avons en commun :

Les valeurs que nous partageons :

Les valeurs que je considère essentielles dans une relation :

Les valeurs sur lesquelles il est crucial que nous soyons d'accord :

En quoi je pense que nous nous complétons bien l'un et l'autre :

Les routines ou habitudes que nous partageons et que je chéris :

———————— ♥ ————————

Les aspects de notre communication que nous pourrions améliorer :

La répartition des tâches idéale pour moi :

Comment je pense que nous pouvons soutenir nos ambitions et objectifs personnels tout en restant connectés :

Si j'avais une baguette magique pour approfondir encore plus notre relation et notre amour, j'aimerais :

"IL EST PLUS FACILE D'AIMER LES GENS QUE DE VIVRE AVEC EUX.
L'AMOUR C'EST DU RÊVE ; LA VIE À DEUX C'EST DU TRAVAIL !"
-BARBET SCHROEDER-

———————— ♥ ————————

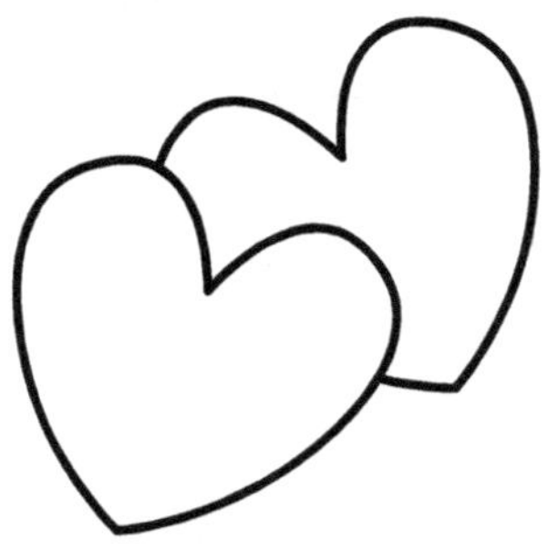

# CHAPITRE 16
# JE T'OUVRE MON CŒUR

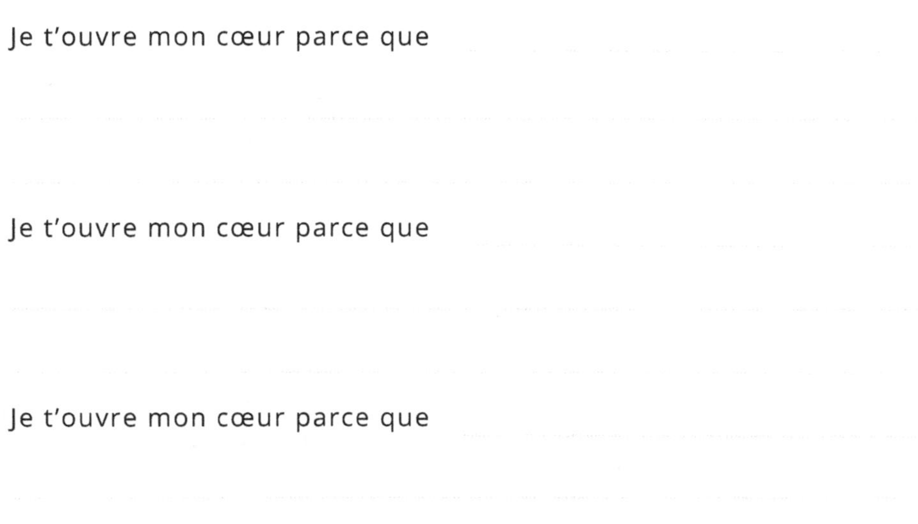

Je t'ouvre mon cœur parce que

Je t'ouvre mon cœur parce que

Je t'ouvre mon cœur parce que

Je t'ouvre mon cœur parce que

Je t'ouvre mon cœur parce que

Je t'ouvre mon cœur parce que

"L'OUVERTURE DU CŒUR EST LA CLÉ DE L'AMOUR VÉRITABLE.
C'EST DANS LA VULNÉRABILITÉ QUE NOUS TROUVONS LA FORCE DE
NOUS CONNECTER PROFONDÉMENT."
—ANONYME-

# CHAPITRE 17
# SOUVENIRS PARTAGÉS

Voici l'espace dédié aux meilleurs souvenirs que nous avons
partagés jusqu'à présent.

# CHAPITRE 18
## QUELQUES MOTS POUR TOI

Dans ces quelques lignes, je te confie ce que mon coeur a à te dire

# POUR FUSIONNER ENCORE PLUS

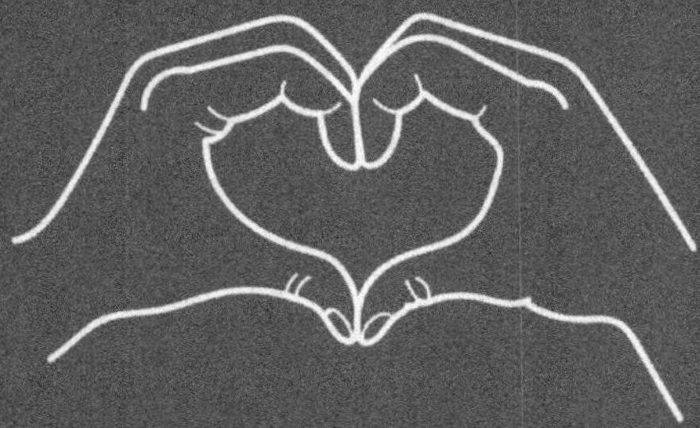

— ♥ —

# CHAPITRE 19

# FAIRE UN CONTRAT DE COUPLE

Dans une relation, établir **des bases solides** est crucial pour bâtir votre avenir commun.

Un outil efficace pour atteindre cet objectif est la création d'un "Contrat de Couple".
Ce document n'est pas un contrat au sens juridique, mais plutôt un accord mutuel entre vous deux.

### Pourquoi un Contrat de Couple ?

Le contrat de couple vous permet de clarifier vos attentes mutuelles et d'établir des règles claires pour le fonctionnement de votre couple, favorisant ainsi son **bon fonctionnement** et **l'harmonie**.

— ♥ —

## Voici ce qu'il permet de faire

- **Clarifier vos attentes et vos règles** : Déterminez ensemble vos attentes réciproques, les limites et les règles que vous souhaitez établir dans votre couple, dans un esprit de respect et d'amour.

- **Établir des limites saines** : Comprenez et respectez les besoins et les limites de chacun pour maintenir une relation équilibrée.

- **Renforcer votre engagement** : Réaffirmez votre engagement mutuel en formalisant vos promesses et vos engagements par écrit.

- **Faciliter la communication** : Servez-vous de ce contrat comme d'un outil pour discuter ouvertement et honnêtement des sujets importants.

## Attention

Les problèmes commencent quand l'une des deux personnes du couple enfreint les règles préalablement établies, c'est-à-dire si :
L'une **a fait quelque chose** qu'elle n'aurait pas dû faire.
L'une **n'a pas fait quelque chose** qu'elle aurait dû faire.

En d'autres termes, c'est lorsque l'un agit d'une manière qu'il n'apprécierait pas si elle lui était faite.

Cette personne peut ensuite hésiter à communiquer cela à son partenaire par peur des conséquences, se retrouvant ainsi sans communication avec son partenaire et créant une distance.
C'est ce mécanisme qui peut éloigner les couples et être une cause de séparation. Lorsqu'une personne accumule ce type d'actions, elle peut se retenir de faire davantage de mal et choisir de partir.

Chacun est libre de ses choix, mais n'oubliez pas que chaque acte a des conséquences sur soi-même et son environnement.

Il est donc important, à titre personnel, de bien définir :

- Ce que vous **voulez vraiment** pour que vos actions soient en accord avec vos désirs.

- Le **type de personne** que vous choisissez d'être, ce qui doit être en harmonie avec vos valeurs et ce que vous souhaitez défendre.

## Comment créer votre contrat ?

- Discussion : Prenez un moment ensemble, dans un espace calme et sans distractions, pour discuter librement de vos valeurs, de vos besoins et de vos attentes.

- Rédaction : Notez ensemble les points clés de votre accord. Cela peut inclure tout, des finances à la gestion des conflits, en passant par les attentes en matière d'intimité et de temps passé ensemble. Qu'est-ce qui est autorisé et ce qui est acceptable ? L'idée est de définir les règles et limites de votre couple.

- Signature : Une fois que vous êtes tous les deux satisfaits du contrat, signez-le comme un symbole de votre engagement à le respecter.

- Révision : Gardez à l'esprit que votre relation peut évoluer. Prévoyez de revoir et d'ajuster votre contrat ensemble si nécessaire à l'avenir.

- Mettre de Côté : Une fois discuté et signé, mettez-le de côté dans votre esprit. Il n'est pas là pour être un rappel quotidien, mais plutôt une boussole que vous pouvez consulter lorsque vous en ressentez le besoin.

L'objectif est que chacun respecte les accords établis dans le contrat, sans les remettre en question, à moins qu'une modification ne soit vraiment nécessaire.

En créant votre contrat de couple, vous agissez ensemble pour assurer que votre relation reste forte, saine et heureuse.
C'est un témoignage de votre volonté de travailler ensemble, de grandir ensemble et de respecter les rêves et les désirs de chacun.

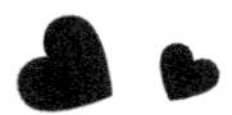

"L'AMOUR NE CONSISTE PAS SEULEMENT À REGARDER L'UN L'AUTRE,
MAIS À REGARDER ENSEMBLE DANS LA MÊME DIRECTION."
- ANTOINE DE SAINT-EXUPÉRY -

---

# CHAPITRE 20

# DES IDÉES POUR RENFORCER L'AMOUR

## 1 - Cultiver les petites attentions au quotidien

Chaque jour est une occasion de montrer à votre partenaire son importance pour vous. Les petites attentions renforcent la reconnaissance et l'appréciation.
Intégrez des gestes affectueux dans votre quotidien, pas seulement lors d'occasions spéciales comme Noël ou les anniversaires :

- Créez un « **carnet de bons pour amoureux** » rempli de petites attentions et de défis ludiques que votre partenaire peut "réclamer" pour pimenter votre vie de couple.

- Lancez le défi "**30 Jours de Petites Attentions**", où vous réalisez une petite attention pour l'autre chaque jour pendant un mois. Cela peut être de simples gestes comme préparer le café, laisser un mot d'amour, ou accomplir une tâche ménagère.

———————— ♥ ————————

- **Surprenez votre partenaire** : avec une soirée romantique improvisée, un pique-nique sous les étoiles, un message d'amour sur un post-it, un petit déjeuner au lit, des fleurs, un bain moussant partagé, ou une pizza en forme de cœur.

## 2 - Créer des souvenirs et partager des expériences

- Renforcez votre lien en créant ensemble des souvenirs mémorables ensemble

- ·Élaborez une " **Bucket List de Couple**" avec des activités à réaliser, des lieux à visiter et des expériences à partager, renforçant vos objectifs et rêves communs. Cela peut aller des voyages de rêves aux petits plaisirs du quotidien.

·Tenez un « **Journal de couple** » pour écrire des lettres d'amour, coller des photos ou documenter des souvenirs et des rêves partagés. Ce journal deviendra un recueil précieux de vos moments forts.

·Organisez des "**Aventures Surprise**" mensuelles, où l'un de vous planifie une journée ou une soirée pleine de surprises et d'activités inédites, allant d'une simple promenade à une journée complète d'activités inattendues

·Instaurez des « **Soirées thématiques** » pour explorer ensemble un thème choisi (culture, décennie, film) en cuisinant, en se déguisant et en décorant votre espace autour de ce thème.

## 3- Exprimer la gratitude et l'appréciation

La gratitude et l'appréciation sont cruciales pour entretenir l'amour. Reconnaître et célébrer ce que nous apprécions chez notre partenaire renforce notre relation.

- **Rituel Hebdomadaire de Gratitude** : Prenez un moment chaque semaine pour partager ce que vous avez particulièrement apprécié chez l'autre, que ce soit une qualité, un geste touchant ou un soutien apporté durant la semaine.

———————— ♥ ————————

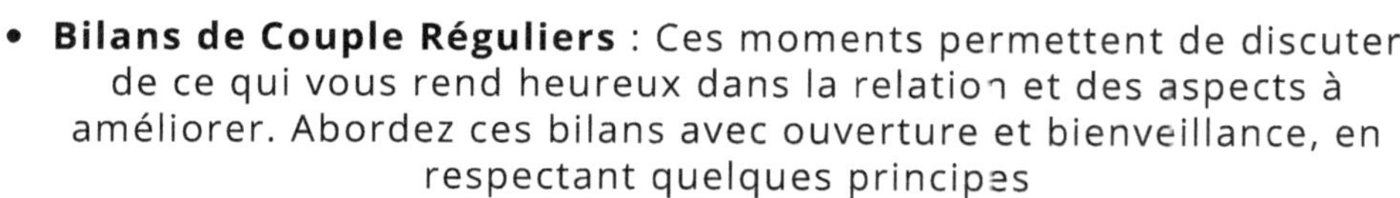

- **Bilans de Couple Réguliers** : Ces moments permettent de discuter de ce qui vous rend heureux dans la relation et des aspects à améliorer. Abordez ces bilans avec ouverture et bienveillance, en respectant quelques principes

Choisissez un moment propice, quand vous êtes tous les deux détendus et prêts pour une discussion approfondie.

Commencez par les points positifs pour instaurer une ambiance favorable.

Évoquez les domaines à améliorer de façon constructive, en suggérant des solutions plutôt que des critiques.

Pratiquez l'écoute active et montrez que vous prenez en compte les sentiments et besoins de votre partenaire.

Ces bilans sont une chance de grandir ensemble et de renforcer votre connexion, en surmontant les défis et en partageant les moments de bonheur de votre vie commune.

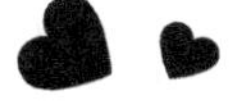

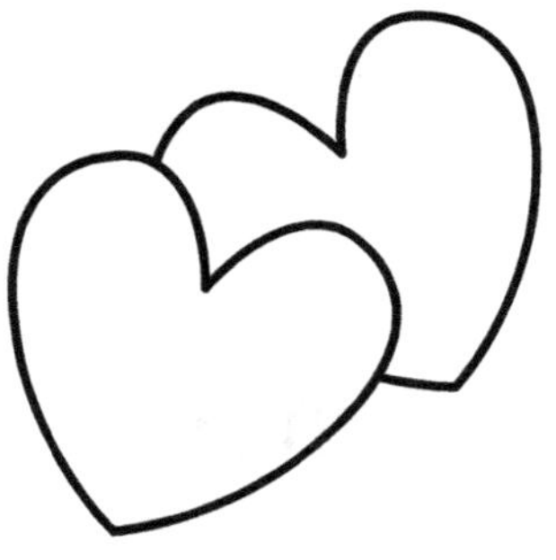

# CHAPITRE 21

# DES QUESTIONS SUPPLÉMENTAIRES

Voici l'espace où tu peux noter des questions supplémentaires dont tu aimerais connaître la réponse. J'y répondrai avec la plus grande sincérité possible

# CONCLUSION

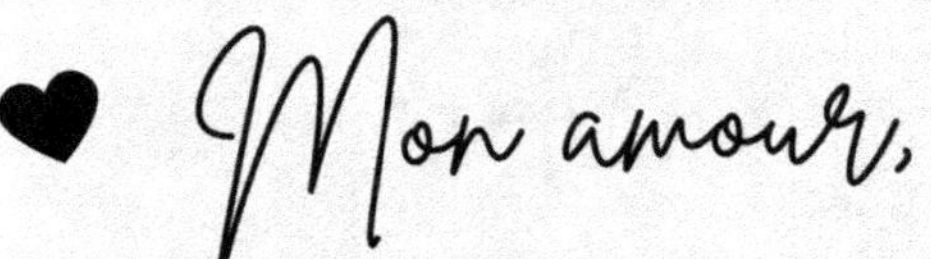

♥ Mon amour,

Nous arrivons au terme de ce voyage intime, j'espère que tu as ressenti tout l'amour et la sincérité que j'ai déposé dans chacune de mes réponses.

"Bonheur des coeurs : Ton guide pour devenir mon âme soeur" n'était pas seulement un exercice de partage, mais une véritable invitation à plonger au coeur de notre relation, à en explorer les fondations et à en célébrer la beauté unique.

Se connaître soi-même et connaître son partenaire n'est pas un luxe, mais une nécessité au coeur d'une relation épanouie et durable.

Ce livre, désormais rempli de fragments de mon être, est un symbole de ma confiance et de mon désir de construire avec toi une relation toujours plus forte, plus transparente et plus épanouissante.

Je t'invite maintenant à prendre le temps de digérer ce que tu as découvert, t'invite à voir chaque conversation, chaque partage, comme une opportunité précieuse de renforcer notre lien, de défaire les noeuds de l'incompréhension et de tisser ensemble la magnifique tapisserie de notre vie commune.

Mais également à réfléchir à la manière dont ces révélations résonnent avec toi et, si le coeur t'en dit, à répondre par le même geste d'amour. Remplir ton propre exemplaire de ce guide et me l'offrir serait le plus beau des cadeaux, car la connaissance mutuelle est le terreau sur lequel notre amour peut fleurir sans limites.

Avançons main dans la main vers cet horizon prometteur, enrichis par ce que nous avons partagé, et excités par tout ce qu'il nous reste encore à découvrir l'un de l'autre.

Que ce livre soit le début d'un dialogue continu entre nous, un dialogue fait de curiosité, de respect et d'émerveillement. Que chaque jour passé ensemble soit une occasion de nous découvrir davantage, de rire, de pleurer, de grandir et de nous aimer avec encore plus de profondeur.

Merci d'avoir accepté ce cadeau, merci d'être toi, et surtout, merci de faire partie de ma vie. Ensemble, tournons la page vers le prochain chapitre de notre histoire, avec la certitude que le meilleur reste à venir.

Avec gratitude et amour, pour tout ce que nous sommes et tout ce que nous serons,

# ANNEXES

## Découvrez l'autre moitié de votre histoire

Pour compléter votre voyage à deux et explorer la vision de votre partenaire, **offrez-lui un exemplaire** afin qu'il le complète à son tour et vous l'offre en cadeau.

Découvrez les 2 éditions [pour les hommes/pour les femmes] de notre collection.

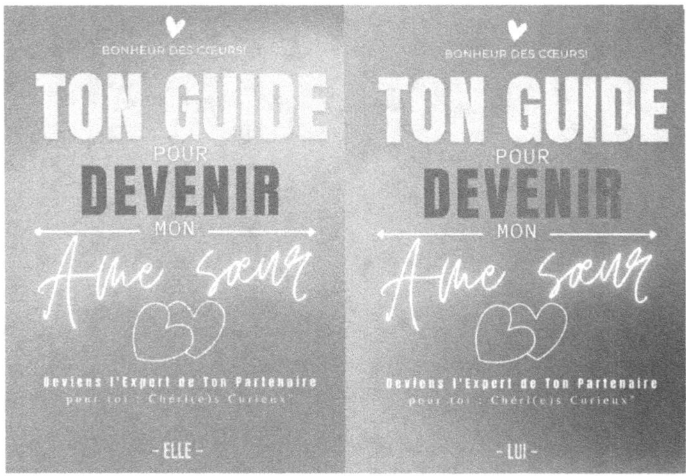


C'est l'opportunité unique de voir à votre tour les choses du point de vue de votre moitié, de comprendre ses pensées, ses sentiments, ses désirs, et d'approfondir encore plus
votre connexion et votre compréhension mutuelle.

N'attendez plus pour compléter votre collection et offrir à votre partenaire le cadeau de se faire connaître et comprendre.
Ensemble, construisez une relation encore plus forte et plus épanouie.

────────── ♥ ──────────

## Pour aller plus loin

Il est intéressant de s'intéresser et de comprendre le fonctionnement du logiciel de votre autre moitié avant qu'il ne soit trop tard.

Pour y remédier et éviter cela, soyez malin ! Apprenez-en davantage sur le profil de votre partenaire.

Voici quelques suggestions de **lecture** ou de **personnalités spécialiser** dans les relations à suivre pour continuer sur votre voie de réussite et y faire triompher votre amour.

John Gray
Auteur
« les hommes viennent de mars les femmes de venus »

Paul Dewandre
*Auteur et Comédien*
**« www.pauldewandre.com »**

Stephane Edouard (youtube)
*Auteur Conférencier*
**« www.hommesdinfluence.com »**

Yann Piette (youtube)
*Auteur Conférencier*
**« www.socialskills.fr »**

Antoine Peytavin (youtube)
*Coach, docteur en psychologie clinique*
**« www.go.antoinepeytavin.com »**

Léo Les Philogynes (youtube)
*Psychologue*
**« www.lesphilogynes.com »**

Franck Lopvet
*Auteur Conférencier*
**« https://vod.francklopvet.com/cycle-couple »**

────────── ♥ ──────────